LA

STYPTICINE

(Chlorhydrate de Cotarnine)

DANS LES HÉMORRHAGIES

PAR

Le Docteur Jacques LAVIALLE

EX-INTERNE DES HÔPITAUX DE CLERMONT-FERRAND

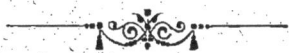

LILLE

IMPRIMERIE TYPOGRAPHIQUE ET LITHOGRAPHIQUE LE BIGOT FRÈRES

25, Rue Nicolas-Leblanc, 25

1898

LA

STYPTICINE

(Chlorhydrate de Cotarnine)

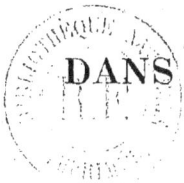

DANS LES HÉMORRHAGIES

PAR

Le Docteur Jacques LAVIALLE

EN INTERNE DES HÔPITAUX DE CLERMONT-FERRAND

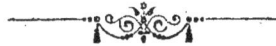

※※✥☙❦☙✥※※

LILLE

IMPRIMERIE TYPOGRAPHIQUE ET LITHOGRAPHIQUE LE BIGOT FRÈRES

25, Rue Nicolas-Leblanc, 25

—

1898

A LA MÉMOIRE DE MA MÈRE

———

A MA FIANCÉE

———

A TOUS MES PARENTS

INTRODUCTION

La stypticine est un dérivé de la narcotine, alcaloïde de l'opium. Ce produit, expérimenté en Allemagne par quelques rares cliniciens et thérapeutes, n'occupe jusqu'ici dans les ouvrages de médecine qu'une place très effacée.

Si bien que sur la question, on ne trouve que de très rares documents, tous en langue allemande, les quelques rares articles parus dans les diverses Revues françaises n'étant qu'un résumé défiguré de travaux originaux.

Ce nouveau produit, à la suite des auteurs allemands, a été expérimenté par M. le professeur COMBEMALE, qui a bien voulu mettre à notre disposition le résultat de ses recherches, et nous fournir ainsi le sujet de cette thèse.

Jusqu'ici en Allemagne, on n'avait tenté l'emploi de la stypticine que pour combattre les hémorrhagies utérines ; le professeur COMBEMALE a cherché pour le nouveau remède une part plus large d'influence, en le faisant intervenir pour combattre les hémoptysies tuberculeuses spécialement.

Nous reproduirons au cours de ce travail sept observations tirées des registres des cliniques de l'hôpital Sainte-Eugénie.

Très honoré d'avoir comme juges : MM. le Dr CURTIS, professeur d'anatomie pathologique et pathologie générale ;

SURMONT, professeur d'hygiène ;

CALMETTE, directeur de l'Institut Pasteur et professeur de microbiologie,

Nous adressons à tous nos remerciements les plus chaleureux et les plus sincères pour l'honneur qu'ils nous font.

La Stypticine dans les Hémorrhagies

CHIMIE DE LA STYPTICINE

Le chlorhydrate de cotarnine, appelé par FREUND *stypticine,* se présente sous la forme d'une poudre amorphe ressemblant à du soufre. Elle est assez soluble dans l'eau et lui donne une coloration jaune paille. La lumière fait varier cette coloration et lui imprime une teinte plus sombre.

C'est un produit dérivé d'un alcaloïde de l'opium : la narcotine.

WÖHLER a montré que la narcotine, sous l'influence d'un agent oxygénant, se transforme en :

1° Un acide qui est l'acide opianique; 2° une base qui est la cotarnine.

Cette transformation se trouve indiquée par cette équation :

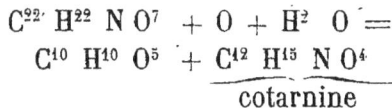

$$C^{22} H^{22} N O^7 + O + H^2 O =$$
$$C^{10} H^{10} O^5 + \underbrace{C^{12} H^{15} N O^4}_{\text{cotarnine}}$$

La cotarnine donne un produit très voisin de l'hydrastinine.

L'hydrastinine en effet a pour formule :

$$C^{11} H^{13} N O^3$$

Or, si l'on remplace un atome d'hydrogène par
O C H³ on obtient la cotarnine

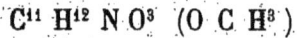

$$C^{11} H^{12} N O^3 (O C H^3)$$

soit $C^{12} H^{15} N O^4$. Nous rappelons que la stypticine
est un chlorhydrate de cotarnine.

PHYSIOLOGIE DE LA STYPTICINE

La parenté chimique existant entre l'hydrastinine et la colarnine a fait soupçonner une corrélation physiologique entre ces deux substances.

GOTTSCHALK d'une part et FALK de l'autre ont étudié la propriété du composé hydrochlorique, la stypticine, d'abord expérimentalement chez les animaux, ensuite chez l'homme.

Aux noms de ces expérimentateurs, il faut ajouter ceux de BUCHLEIM et LOOS, de OTT, de DOTT, de RALPH et STOCKMANN. De ces études ressortent les données physiologiques suivantes :

Lorsqu'on intoxique un animal par la stypticine, la mort survient par paralysie du système respiratoire, en même temps on observe une atonie du muscle cardiaque.

A des doses fortes, la colarnine amène la paralysie du système nerveux central.

On a observé chez l'oiseau (FALK) une paralysie du moteur oculaire commun avec dilatation maxima de la pupille.

Chez la grenouille, à la dose de 4 à 5 milligrammes, on produit une incohérence des mouvements, le saut est moins énergique et l'animal reste un temps assez long dans l'engourdissement.

A dose plus élevée (15 à 50 milligrammes) la paralysie s'accentue, les mouvements sont incoordonnés et l'œil reste clos. La sensibilité paraît abolie.

Les réflexes ont disparu. Que l'on emploie des doses fortes ou faibles on ne peut les provoquer. La paralysie toutefois n'est complète qu'une heure environ après l'injection ; aucun mouvement réflexe ne peut être obtenu pendant cet intervalle.

Il y avait lieu de savoir si cette paralysie était centrale ou périphérique ; à cet effet FALK fit une expérience, dans laquelle, après avoir lié l'artère iliaque, du côté gauche, il injecta de la stypticine et constata que la paralysie se produisait des deux côtés également. La paralysie est donc bien centrale, contrairement à ce que pensait BÜCHLEIM. Elle est de tous points semblable à celle que l'on obtient par l'hydrastinine.

Les nerfs paralysés répondent aux excitations électriques ; il en est de même des muscles.

L'impulsion cardiaque est moins énergique ; la diastole elle-même est moins accentuée ; la systole est particulièrement moins énergique. Si l'on compte le nombre des contractions, on voit qu'à la dose de 25 à 50 milligrammes la cotarnine donne une diminution de 1/4 à 1/2 et même 2/3 du nombre normal des pulsations.

Chez les animaux à sang chaud : chien, cochon

d'Inde, oiseau, l'action du chlorhydrate de cotarnine sur les centres nerveux produit une narcose légère, n'allant pas jusqu'au sommeil.

Du côté de l'intestin, il se produit des contractions péristaltiques dont le maximum d'intensité a lieu une heure après l'injection.

Ces contractions n'amènent pas de diarrhée profuse, mais une évacuation plus abondante. Cette action est obtenue avec 0,1 par kilogramme d'oiseau et 0,2 par kilogramme de chien.

Avec des doses plus fortes (0,4 par kilog. du poids d'oiseau), l'animal devient calme ; il baisse la tête, et l'excitation le tire avec peine de son apathie, d'où il ne sort que pour retomber bientôt dans une paralysie absolue.

La paralysie débute le plus souvent par les membres antérieurs et ne s'étend aux membres inférieurs que tout à fait sur la fin.

Les centres respiratoires sont pris en effet d'une façon assez rapide, mais cette paralysie n'a pas le temps de s'établir d'une manière complète avant la mort de l'animal. Des crises de suffocation surviennent, la respiration suspend son rythme. Ces phénomènes établissent que la cotarnine porte son action paralysante jusque sur les centres respiratoires. Le cochon d'Inde ne réagit pas à la dose de 0,005 millig. par 1 kil. d'animal.

Si l'on porte cette dose à 0,01 centigr., l'état narcotique apparaît, en même temps que la tête est prise de tremblements convulsifs. La narcose apparaît chez le chien avec des doses de 0,1, et les tremblements sont plus légers que chez le cobaye. Les jambes sont incapables de soutenir le poids du corps de l'animal et fléchissent.

Nous avons déjà indiqué l'action de la cotarnine sur le cœur et sa force impulsive. Cet affaiblissement dans la contraction se traduit par une poussée sanguine moins énergique. Ces phénomènes, d'après FALK, sont dus uniquement à la respiration et sont absolument secondaires.

Le début de la dyspnée est marquée au manomètre par un excès de tension, mais cet état ne persiste pas et bientôt la pression baisse. Lorsqu'elle est descendue au 1/6 de sa hauteur primitive, on peut la faire revenir à la hauteur normale, en pratiquant la respiration artificielle. Chez les oiseaux, on obtient la survie, lorsque la respiration artificielle est pratiquée pendant deux heures.

Les pulsations diminuent sous l'influence de la dyspnée, elles sont réduites au 1/4 de leur nombre régulier, mais elles reprennent leur chiffre habituel, si l'on exécute la respiration artificielle. Lorsque les pulsations sont tombées de moitié, par exemple, on peut en rétablir le nombre normal, soit en sectionnant le nerf vague, soit en faisant une injection d'atropine.

L'influence la plus marquée de la cotarnine s'exerce sur le système respiratoire. Un fait est à signaler. C'est que si le nombre des respirations diminue légèrement, leur amplitude augmente, et cela au début seulement, puis après un laps très court, elles reprennent leur amplitude normale, malgré la diminution persistante du nombre des respirations.

L'expérimentation de FALK l'amène à tirer les conclusions suivantes :

1º Chez les animaux à sang froid et à sang chaud, la cotarnine amène une paralysie par son influence sur les centres moteurs de la moelle épinière. Chez les animaux à sang chaud, la paralysie complète survient plus tardivement, habituellement un moment assez court après la mort.

2º L'action du même produit se manifeste chez les animaux à sang chaud par un état léger de narcose n'amenant pas complètement le sommeil.

3º L'action de la cotarnine chez les oiseaux et les chiens amène des contractions péristaltiques, produisant une évacuation abondante des matières fécales.

4º L'action de la cotarnine ne se manifeste pas chez les animaux à sang chaud, directement sur le cœur et le système musculaire, pas plus que sur l'impulsion sanguine. Les changements que l'on constate sont d'ordre secondaire, et sont dus à l'influence de la cotarnine sur la respiration ; mais, à doses élevées et après une longue respiration artificielle, il se produit un affaiblissement de l'action du cœur.

5º La cotarnine porte son influence sur les organes centraux de la respiration et amène la paralysie des mouvements respiratoires, après avoir produit une légère accélération suivie bientôt d'une diminution qui s'accentue de plus en plus jusqu'à l'abolition absolue,

La mort arrive par paralysie des organes centraux de la respiration, mais elle peut être retardée par la respiration artificielle.

L'action physiologique de la cotarnine a donc des rapports étroits avec celle de l'hydrastinine, toutes les deux amènent un ralentissement dans le système respiratoire, une dépression de la tension sanguine. Les deux produits sont l'un et l'autre des poisons cardiaques, que l'empoisonnement soit produit par la stypticine ou l'hydrastinine, la mort arrive de la même façon par arrêt dans les fonctions respiratoires.

L'action de la cotarnine comme hémostatique se trouve expliquée par ce fait que la force impulsive du cœur étant diminuée, l'écoulement du sang par les vaisseaux est moins rapide et sous cette condition le caillot oblitérateur a le temps de se former. En résumé, il existe de très fortes analogies entre l'action de la stypticine et celle de l'hydrastinine.

PHYSIOLOGIE PATHOLOGIQUE DE LA STYPTICINE

L'expérimentation clinique de ce médicament, entreprise par GOTTSCHALK et dont les résultats ont été communiqués par lui au Congrès de gynécologie de Vienne 1895, a démontré que la cotarnine agissait efficacement dans la plupart des cas d'hémorrhagies utérines.

Un des premiers faits signalés par l'auteur est que la stypticine donnée à de trop faibles doses ne produit pas d'effets appréciables. A la dose de 0,025 milligr., en trois prises par jour, l'action est peu marquée.

Si le taux de la dose est fort, de 0,025 à 0,050, et que l'on donne, non plus trois prises, mais six, l'action se fait sentir de la façon la plus complète.

D'une façon générale, aucun effet désagréable n'est constaté. Dans des cas tout-à-fait spéciaux, tels qu'en cite GOTTSCHALK, on voit apparaître des nausées. Les malades, d'ailleurs, qui présentent ces phénomènes ne peuvent tolérer davantage les opiacés. Il s'agit vraisemblablement d'idiosyncrasie.

Non seulement la cotarnine hydrochlorique possède une action hémostatique, mais elle est, en outre, douée d'une action sédative générale.

— Un malade chez lequel GOTTSCHALK devait faire des pointes de feu, et auquel il avait donné de la cotarnine, ne présenta pas son excitation habituelle. Fait digne d'être cité, le pourtour des points cautérisés, après une inflammation d'une heure de durée, était doué d'une anesthésie à peu près complète. En aucun point, on ne constatait d'œdème, ni d'infiltration.

On voit donc survenir trois phénomènes principaux chez les malades soumis à la cotarnine :

1° Au point de vue général, une action calmante du système nerveux provoquant le sommeil.

2° Une action sédative en cas de douleur.

Ces faits s'expliquent d'eux-mêmes, si l'on se rappelle que le médicament est un dérivé de la narcotine.

3° Mais ce qui fait de la cotarnine un remède à relief spécial, c'est qu'il possède une action hémostatique sérieuse.

LA STYPTICINE CONTRE LES HÉMORRHAGIES UTÉRINES.

Essayé à cet effet par GOTTSCHALK, il amène généralement l'arrêt des hémorrhagies utérines de quelque origine qu'elles soient. Il n'y a jamais eu d'accidents à déplorer. Il est toutefois utile, ajoute GOTTSCHALK, d'ajouter à la stypticine les irrigations d'eau chaude, dans le cas où il se produit hémorrhagie utérine, du fait de rétention placentaire.

Si malgré les irrigations d'eau chaude, malgré le curettage, explique l'auteur, l'hémorrhagie persiste, on est en droit d'employer la stypticine, qui en pareil cas produit un effet assez rapide, et arrête l'écoulement sanguin. Il faut toutefois tenir compte de l'individualité. La stypticine agit très efficacement chez certaines malades, et échoue chez d'autres.

Dans les cas de ménorrhagie de nature absolument congestive, le médicament possède une action vraiment heureuse.

Il est naturel de penser que si l'hémorrhagie interne est causée par la présence d'un polype, la stypticine devient tout à fait inefficace.

Ce médicament ne doit pas être donné dans tous les cas où il y a à craindre un avortement. Il n'y a pas de doute possible à ce sujet, l'effet serait à coup sûr d'en accélérer la marche. Donc, abstention absolue de stypticine en cas de grossesse.

En résumé, la stypticine agit très favorablement dans les cas où l'hémorrhagie interne n'est pas causée par la présence d'un délivre placentaire ou d'un polype. Et encore dans ces deux réserves, on peut faire intervenir la stypticine en l'associant aux autres procédés d'usage.

Voici quelques observations tirées du mémoire de GOTTSCHALK, et de nature à fournir un contrôle aux données ci-dessus relatées :

PREMIÈRE OBSERVATION (Cas n° 40 du mémoire de GOTTSCHALK)

Hémorrhagie résultant d'une subinvolution utérine à la suite de couches

La dame I...... est âgée de 24 ans Enceinte, elle a mené sans accidents sa grossesse à terme. Quelques vomissements du deuxième au troisième mois, qui se sont très bien arrêtés par le repos, et moyens ordinaires.

D'une santé parfaite, la dame en question n'a jamais présenté dans ses antécédents personnels rien de particulier à spécifier.

Elle s'est accouchée le 7 janvier 1895.

Dans la nuit du 7 au 8 janvier, une hémorrhagie se déclara.

« Je fus appelé, dit GOTTSCHALK : Je constate une
forte hémorrhagie, le sang s'écoule en larges
nappes. A la palpation, je constate un utérus
mou, sans contraction, malgré les frictions sur
la paroi abdominale. Il s'agissait évidemment d'une
inertie utérine avec subinvolution.

» J'essaie les injections : mais le canal cervical
était revenu à son premier état de rétraction et
ne permettait plus le passage du doigt.

» J'allais recourir à la dilatation forcée soit avec
le doigt, soit avec instrument, quand auparavant,
je songe à la stypticine. J'ai l'audace d'une expérience.

» Dans un laps de douze heures, j'administre cinq
doses de stypticine en poudre à raison de 0 gr. 05. »

Résultats : Arrêt immédiat de l'hémorrhagie.
Depuis l'amélioration s'est maintenue.

OBSERVATION II (cas n° 29 du mémoire de GOTTSCHALK)

Hémorrhagie pendant l'Influenza

La demoiselle E. H., 22 ans, a été atteinte, il
y a deux ans, de l'influenza à allure grave.

On sait que l'influenza est une maladie infec-
tieuse au premier chef, et capable de présenter
les formes les plus disparates. Telle forme d'influenza qui revêt le caractère de bronchite, pneu-
monie, broncho-pneumonie grippales, se présente
sous les dehors d'une violente entérite ou gastro-

entérite, quand elle frappe les organes de l'appareil digestif.

Chez la femme, pour qui l'utérus est un organe, dont l'influence physiologique tient sous son ressort le bon ou le mauvais fonctionnement du reste de l'organisme entier, il n'est pas étonnant que parfois cet organe ne soit frappé d'une façon en quelque manière à part, et comme pour son propre compte.

De là, des congestions de l'appareil génital chez la femme, qui se traduisent par de la salpyngite, salpingo-ovarite, une péritonite partielle, limitée à la partie pelvienne du bassin.

C'est ce qui est arrivé dans ce cas bien relaté par Gottschalk.

L'influenza éclate. La malade se sent mal à l'aise. Violents maux de tête. Brisement dans les jambes; tiraillement dans les lombes et la région des aines; règles, avec hémorrhagies persistantes et abondantes, 3 semaines durant.

Au toucher, on trouve le col comme ramolli, et en explorant le cul-de-sac de Douglas, on sent la matrice plus grosse et congestionnée, un peu moins mobile à droite et à gauche. Au palper, douleur dans la direction des trompes, avec empâtement des ligaments larges.

TRAITEMENT :

Le 8 mai. 2 injections de stypticine à 10 %.
Le 9 mai.   »   »   »

Le 10. L'hémorrhagie est moins forte encore.
2 injections.

Le 11 mai. 2 injections.

Le 13. Hémorrhagie faible.

Le 16. L'hémorrhagie a disparu.

OBSERVATION III (N° 27 du mémoire de GOTTSCHALK)

La dame S..., 47 ans, est atteinte d'hémorrhagies utérines considérables depuis sept ans. On a procédé après le début de sa maladie cinq fois au curettage.

Le curettage a suspendu les pertes un moment pour les laisser reparaître quelque temps après.

L'utérus est gros, développé, comme s'il s'agissait d'une grossesse parvenue au cinquième mois de son évolution.

Cet utérus n'est pas bosselé, il est de surface régulière et unie.

En novembre 1894, on soumet la malade à un traitement par l'électricité. Un mois plus tard, une forte hémorrhagie réapparaît.

J'ordonne quatre fois par jour 0,05 de stypticine en poudre.

L'hémorrhagie diminue après l'administration de chaque cachet, et au treizième cachet l'hémorrhagie s'arrête.

Depuis plusieurs jours, il ne s'est produit aucun accident nouveau. Seulement, à chaque période menstruelle, le flux cataménial dure plus longtemps.

Que conclure des observations de GOTTSCHALK ?

Que la stypticine joue un rôle efficace contre les hémorrhagies dues à une inflammation de l'utérus par suite de métrites, ou à la suite de l'accouchement, mais elle reste sans beaucoup de résultats dans les cas où l'utérus est affecté de la présence de tumeurs ou qu'il est envahi par un néoplasme. C'est à ces conclusions que l'auteur s'est arrêté, et les mémoires ultérieurs de FALK, de GAERTIG n'ont fait que confirmer ces résultats.

L'action de la stypticine dans les hémorrhagies utérines est donc certaine, puisque de nombreux auteurs dignes de foi l'ont proclamé.

LA STYPTICINE CONTRE LES HÉMOPTYSIES
TUBERCULEUSES

Avant d'entrer dans le détail des observations
que nous avons recueillies dans le service de M.
le professeur COMBEMALE, avec le concours de son
externe M. RUYWEN, qui a noté minutieusement
tous les caractères de l'influence du médicament
dont nous traitons dans son administration aux
malades, nous croyons utile pour la position de
la question d'entrer dans quelques notions préa-
lables sur *les hémoptysies*, et à ce propos de mettre
en relief et en rapport l'action de divers agents
qu'on oppose à ce genre d'accidents, et de là dire
un mot sur les cas où il convient de faire usage
de la stypticine.

Et, d'abord, qu'est-ce que l'hémoptysie? Pas
n'est besoin d'une définition bien serrée; tout le
monde sait et connaît la nature de cet accident.
On peut dire que l'hémoptysie est un crachement
de sang, depuis le filet presque imperceptible,
jusqu'aux parcelles plus volumineuses et aux
crachats sanglants rendus à flots. L'intensité,
comme on le voit par cette définition, est de

nature variable au point de vue de l'hémoptysie.
Et, à ce propos, il ne faut pas se laisser en
imposer et prendre pour hémoptysies les simples
hématémèses, le saignement des gencives, les
épistaxis, les écoulements sanguinolents provenant
des ulcérations de la gorge.

La nature et l'aspect du sang doivent être pris
en considération.

Le sang, dans l'hémoptysie, peut être rutilant,
vermeil, mousseux ; tout cela est sous la dépendance de l'état du poumon, du genre de vaisseaux ouverts, veines ou artères, de la plus ou
moins grande oxygénation du fluide.

Quand le sang est rejeté en flocons noirs,
caillés, il faut se défier ; c'est un signe presque
certain que le bacille de Koch est déjà maître de
la place. Le sang n'est presque jamais, en très peu
de temps du moins, rendu absolument pur ; la
purulence des crachats s'associe bientôt à l'élé-
ment du sang.

Au moment de l'hémoptysie, le malade éprouve
à la gorge une sensation de titillation, des picote-
ments légers au larynx, il est pris subitement
d'une sorte de raucité, qui, au moment des grandes
hémorrhagies, peut en arriver jusqu'à extinction
complète de la voix.

Un goût salé s'accuse dans la bouche, la toux
éclate, et avec elle, l'expulsion du sang.

Mais, en certaines circonstances, il s'ajoute à
tous ces phénomènes d'autres prodromes. L'acci-

dent s'annonce par un état de malaise profond.
Le malade se sent fatigué, il chancelle sur ses
jambes, un mal de tête violent s'empare de lui,
il éprouve des frissons, de la fièvre.

On s'est souvent demandé les causes des hémoptysies pulmonaires.

Ces causes sont de différentes natures, on a
invoqué les efforts, les exercices violents, tout cela
s'explique ; car le poumon, au moment d'une forte
congestion, demande, comme tout autre organe,
pour se remettre, du repos. Si on le surmène, si
on le fatigue, la difficulté du jeu de la respiration
amène la déchirure des vaisseaux dont les tuniques
sont déjà altérées par la stase sanguine. Mais la
cause première, générale, ou à peu près, de l'hémoptysie, il faut la chercher dans l'action du
tubercule sur la paroi des vaisseaux eux-mêmes.

A toutes les périodes de la phtisie, en effet,
l'hémorrhagie pulmonaire est un signe révélateur,
si bien que Jaccoud a pu affirmer que toute
hémoptysie un peu grave est presque à coup sûr
l'indice d'un mauvais pronostic. Chez les femmes,
après l'établissement des règles, on voit souvent
les menstrues se suspendre dans leur cours, être
remplacées par des hémorrhagies supplémentaires,
durant plusieurs jours de suite.

A la deuxième période de la tuberculose, c'est-
à-dire à l'époque où s'établissent les cavernules
avec infiltration de l'organe, les hémoptysies sont
rares, peu abondantes. Les unes, apyrétiques, sont

sous la dépendance de fluxions réflexes éloignées (paraphymiques), les autres fébriles, graves, accusent l'extension du processus morbide, avec quelquefois ulcération des veinules.

A la troisième période, quand des cavernes profondes, étendues, sont constituées, l'hémoptysie peut se produire de plusieurs façons, elle peut être foudroyante ou par poussées soudaines, abondante, sans secours efficace à apporter, par rupture d'anévrysmes de RASMÜSSEN.

On peut se demander maintenant quelles sont les suites de l'hémoptysie. Ces suites sont déplorables, par l'état d'anémie où elles plongent le sujet, à raison de la perte de sang, par l'imminence d'une récidive qui doit toujours tenir en éveil la sollicitude du médecin, parfois par l'état de fièvre où l'hémorrhagie laisse le malade, du fait de la surexcitation nerveuse, conséquence de cette même hémorrhagie.

La marche de l'hémorrhagie est assez capricieuse. Quelquefois elle pousse rapidement le malade à la mort; mais, en thèse ordinaire, telle n'est pas son allure; après un certain temps, la toux, la dyspnée cessent, et, avec, l'écoulement du sang.

L'hémorrhagie, nous l'avons dit, est un signe à peu près pathognomonique de la tuberculose, son apparition doit assombrir le pronostic et le diagnostic. C'est donc un accident redoutable. Rarement elle sert de décharge à une constitution pléthorique, ou à un état congestif du poumon. Quand elle exerce une salutaire influence, c'est qu'elle supplée une dérivation sanguine, qui s'est subitement interrompue.

L'hémoptysie fait le désespoir et la confusion de la thérapeutique, disait Pidoux. Sans doute, on arrive à supprimer l'hémorrhagie, mais ce à quoi on ne peut que difficilement obvier, c'est à la cause de cette hémorrhagie. Cette cause (le tubercule), persiste, et elle persistant, on verra, quoi qu'on fasse, l'hémorrhagie se reproduire, au moment où on y pensera le moins.

Et d'ailleurs, dans le cas où l'hémorrhagie se déclare à flots, et se succède à répétitions très rapprochées, les secours de la thérapeutique sont souvent impuissants, et c'est la mort à très bref délai.

Le plus ordinairement, et c'est là un point qu'il faut avoir présent à l'esprit, l'hémoptysie cesse d'elle-même, de sorte que bien des médicaments, considérés comme d'excellents antihé-. moptoïques, ne doivent leur réputation qu'aux conditions habituelles de leur emploi. Néanmoins, il ne faut à priori en rejeter aucun pour la raison ci-dessus.

Pour combattre ces diverses hémoptysies, les moyens sont nombreux, mais ils ne doivent pas être indifféremment employés. Il faut les choisir. et les approprier suivant la nature du cas qu'il importe de traiter.

Supposons un malade pris rapidement de fièvre. Il se met à tousser ; aussitôt commence l'hémorrhagie, mais une hémorrhagie peu abondante. Les crachats sont teintés de sang, mais sans caillots. Le médecin, devant l'émoi du malade, aux alarmes de la famille, est appelé. Il ausculte son malade et trouve dans la poitrine des râles humides, quelques craquements. Il diagnostique une hémoptysie par congestion pérituberculeuse. Quelle sera ici sa conduite ?

Ce n'est pas le cas en pareille circonstance *de recourir à la stypticine*. On a affaire à un poumon avec congestion aiguë, avec fièvre ; la stypticine ne pourrait agir que d'une façon défavorable. Dans son emploi, ce remède agit surtout par vaso-dilatation des capillaires pulmonaires, il ne ferait donc que provoquer une congestion plus intense du poumon. D'autre part, elle ralentit les battements cardiaques.

Il n'y a pas à hésiter, il faut alléger le poumon, et cela par les révulsifs. On calmera la toux pour maintenir au repos le thorax, et mettre de la sorte fin aux expectorations et aux secousses qui sont la cause de l'hémoptysie. Il faut aussi calmer la fièvre, sans oublier toutefois que cette fièvre est symptomatique de la tuberculose, et sur cette notion instituer un traitement contre la tuberculose.

Comme révulsifs, on peut se servir d'une foule

d'agents : ils sont connus, on n'a que l'embarras
du choix :

Pointes de feu, ventouses, voire même le vési-
catoire, tant discrédité. Mais je n'insiste pas.

En tout cas, la saignée n'aurait droit d'inter-
vention, qu'autant et seulement que l'organisme
est dans un état irréprochable.

Pour les dérivatifs : on se servira des purgatifs,
laxatifs, drastiques.

Avant tout, il faut agir avec décision, car le
salut dépend de l'opportunité et de l'audace du
traitement. — Un mot des astringents :

Tout en respectant les croyances et les présages
du public pour l'ergotine, il faut bien se pénétrer
de cette idée que ce remède est peu efficace.

Le même sentiment à l'endroit du cachou, du
ratanhia, du fer, car pour le cas dont nous traitons, c'est-à-dire lorsque le poumon subit une
action congestive, aiguë, il faut se rappeler que les
astringents ne peuvent jouer qu'un très mauvais
rôle. En effet, les astringents sont vaso-constric-
teurs, et c'est cette propriété qui a justifié jusqu'ici
leur emploi en thérapeutique ; mais cette propriété
est tellement faible à raison même du peu d'élé-
ments contractiles dans les tuniques des veines,
que la vaso-dilatation qui succède à la vaso-cons-
triction détruit les bons effets de celle-ci.

Mais voici un nouveau cas qui se présente : Ici
l'hémoptysie au début est apyrétique, le malade

crache du sang, mais ne ressent aucun malaise trop grave. Mais l'affaiblissement s'accuse peu à peu, et, après plusieurs jours, la fièvre s'allume ; la face se congestionne, le pouls faiblit, devient intermittent. A l'auscultation, on trouve la poitrine encombrée de râles. La toux s'accentue, les quintes sont de plus en plus fréquentes, il y a des menaces de syncope.

Est-ce *le cas de faire intervenir* la stypticine. Non ; comme plus haut, elle est contre-indiquée ; du moment qu'une violente congestion s'est déclarée dans le poumon, la stypticine, par son influence vaso-dilatatrice, ne pourrait aboutir qu'à une seule chose : l'augmentation de cette même congestion.

Comme dans la situation précédente, il faut s'en tenir aux moyens ordinaires, recourir aux révulsifs, dérivatifs, combattre la fièvre, arrêter la toux. Et les moyens déjà cités sont encore ici de bonne mise.

Dans quel cas donc la *stypticine* est-elle employée avec succès ? Elle l'est surtout dans les cas où les hémoptysies sont apyrétiques et légères. Alors le malade crache quelques filets de sang, les crachats sont sanguinolents, mais il n'y a ni toux ni fièvre. A l'auscultation, le poumon laisse deviner un commencement de ramollissement, mais c'est tout.

C'est ici que la stypticine réussit très bien. La faible congestion du poumon lui assure par l'influence vaso-dilatatrice qu'elle exerce sur les capillaires pulmonaires un véritable succès.

Et c'est dans ce sens que M. COMBEMALE a surtout dirigé les expériences.

Sans doute, en pareil cas, tout réussit, et l'hémorrhagie s'arrête d'elle-même : s'arrèterait-elle aussitôt sans la stypticine ?

En effet, les astringents : acide gallique, cachou, ratanhia, acétate de plomb, alun, tout cela produit merveille, et mon Dieu, si nous parlons de la stypticine, c'est que ce remède a bien droit d'avoir sa place comme les autres dans la pharmacopée, et qu'il n'est pas indifférent d'avoir un remède de plus à expérimenter, lorsqu'il s'agit de conjurer un accident, tel que celui créé par l'hémorrhagie tuberculeuse.

Il faut se garder surtout dans le cas présent d'employer la digitale ; car la digitale élève la tension artérielle, et par suite contribuerait à accroître la congestion du poumon.

L'hémoptysie dont il a été question dans le cas précédent, peut se présenter à peu près avec les mêmes caractères, mais sous une forme un peu plus grave. Ici l'hémorrhagie est un peu moins insignifiante, elle dure, se prolonge, se répète durant quinze jours et plus, sans toux. A l'auscultation on reconnaît des bouffées de râles humides disséminés en certains points précis, c'est la formation des cavernules. Ces cavernules diminuent la capacité du champ respiratoire, par oblitération des vaisseaux compris dans les zones où s'est produit le travail inflammatoire. Dès lors, tout autour de ces points infiltrés, on voit augmenter la tension de la petite circulation ; de petits anévrysmes, sous l'effort du sang poussé en plus grande quantité dans des vaisseaux moins nombreux, se forment et se rompent.

Ici encore la stypticine peut et doit être employée, tout en traitant la cause éloignée de l'hémoptysie par les moyens d'usage : révulsifs, dérivatifs.

Si l'hémorrhagie avait été préparée par un pneumothorax, par la constipation, on traiterait directement, et en premier lieu, ces accidents, et on appliquerait simultanément le traitement à la stypticine.

En résumé, il convient d'employer la stypticine lorsque ces hémoptysies ne sont pas d'ordre tuberculeux : dans les hémoptysies supplémentaires graves.

Quand l'hémoptysie est sous la dépendance de la tuberculose, on peut et on doit encore l'employer si cet accident n'est pas précédé ou accompagné d'une fièvre et d'une congestion intenses. C'est dire que ce remède trouve son emploi associé aux autres, dans les cas de tuberculose, à la première et deuxième périodes, surtout à la deuxième période.

Quant à la troisième période, alors que la trame pulmonaire est désorganisée, que l'infiltration des tubercules a ouvert des cavernes dans la substance de cet organe, il est évident que la stypticine, pas plus que les autres remèdes, ne produit des effets efficaces.

Il faut s'en tenir alors à la méthode d'expectation, aux mesures hygiéniques de nature à prolonger une existence fatalement condamnée.

Après cet exposé et ce résumé des indications de la stypticine dans les hémoptysies, nous allons relater les observations, prises à la clinique de M. le Professeur COMBEMALE, qui légitiment ces indications:

OBSERVATIONS

OBSERVATION I

(Recueillie dans le service de M. le Professeur COMBEMALE).

Hémoptysie au cours d'une tuberculose pulmonaire
(1re période)

D. Z., 19 ans, célibataire, mécanicienne, entre le 7 mars 1896 à l'Hôpital de la Charité. Antécédents héréditaires : néant.

Antécédents personnels. La malade a eu la rougeole dans son enfance. Réglée à 15 ans, ses menstrues arrivent très irrégulièrement, parfois même il se passait trois ou quatre mois, sans qu'elles reparaissent. Les règles étaient peu abondantes et ne duraient qu'un jour.

En 1894, la malade a été subitement prise de maux de tête. Depuis l'apparition de ses règles, elle était souvent en proie à des douleurs d'estomac de violente intensité. Un jour, elle rentre chez elle pendant une crise de gastralgie, et on lui administre un vomitif. Il se produit à la suite, huit jours durant, des hématémèses abondantes de sang noir. L'alimentation de la malade à la suite de cette épreuve se compose surtout de lait et d'œufs. La viande n'est pas tolérée, et rejetée aussitôt après son ingestion.

Cet état de choses persista plusieurs mois, maintenant la malade, sans avoir grand appétit, mange et digère facilement tous les aliments. Elle n'a jamais plus eu d'hématémèse, elle a tout simplement présenté de temps à autre de l'œdème des malléoles et de l'essoufflement après exercice.

Le 1er mars, la malade est prise de courbature, mais d'une courbature accentuée : Il semble, dit-elle, qu'on l'ait battue.

Elle ressent dans le dos et la poitrine des douleurs fugitives, lancinantes. Aussi, garde-t-elle le lit toute la journée.

Le 2 mars, très souffrante encore, elle veut se lever malgré tout, et se rend à son travail. Elle s'installe à sa machine, mais la manœuvre avec peine. Ses jambes sont faibles à la laisser défaillir. Se voyant dans l'impossibilité de continuer sa besogne, elle quitte son atelier et se couche.

A 5 heures 1/2 (le soir), elle sent un liquide chaud lui monter à la bouche, et elle rejette une forte quantité de sang rutilant. Cette hémoptysie se continue plusieurs jours de suite.

Le 7 mars, jour de son entrée à l'hôpital, les crachats de sang ont à peu près disparu. Dans les crachats de la malade se trouve plutôt de la sérosité colorée par quelques globules rouges qui se déposent dans le fond, que du sang proprement dit.

La malade accuse des douleurs persistantes dans le dos, principalement pendant la nuit.

Examen de la malade

Poumons. — Le thorax est normal, il ne semble pas être amaigri, cependant la malade affirme avoir subi un certain dépérissement depuis sa première hématémèse.

Palpation. — La malade a sur le thorax certaines zones d'hyperesthésie, surtout le long du rachis, à à la région dorsale. Dans quelques espaces inter-costaux, la pression fait déceler la névralgie du nerf.

En avant, vibrations thoraciques, un peu exagé-rées dans la région sous-claviculaire droite. Elles semblent diminuer à gauche.

En arrière, vibrations exagérées à droite, dans la fosse sus-épineuse, normales dans toute l'étendue du poumon gauche, et dans le reste du poumon droit.

Percussion. — En avant, légère submatité dans la fosse sous-claviculaire droite.

En arrière également, submatité dans la fosse sus-épineuse droite.

Normale dans le reste des deux poumons.

Auscultation. — Murmure vésiculaire normal dans toute l'étendue des deux poumons, sauf en avant et en arrière, à droite dans la région sous-claviculaire et sus-épineuse, expiration prolongée, peut-être même légèrement soufflante en arrière.

Cœur. — Rien à noter.

Pulsations. — 88 à la minute.

Température. — Normale, 37,2 le soir, 36,8 le matin.

Reins. — Pas d'albumine dans les urines.

La recherche du bacille de Koch faite au laboratoire des cliniques est restée négative.

Il existe des sueurs nocturnes.

Traitement :

Trois injections de stypticine de 10 centigrammes chacune le 8 mars.

Le 9, crachats identiques à ceux de la veille, c'est-à-dire colorés en rouge.

Le 10, nouvelle injection de 30 centigr. de stypticine en trois piqûres.

Le 11, crachats moins colorés, moins abondants.

Le 12 mars, nouvelle injection de 30 centigr. en trois fois.

Le 13 mars, les crachats sont un peu plus colorés que la veille. On renouvelle l'injection de 30 centigr.

Le 14, les crachats sont simplement rouillés, on suspend le traitement.

La malade sort le 20 mars sans que de nouvelles hémorrhagies se soient produites.

OBSERVATION II

Hémoptysie au cours d'une tuberculose pulmonaire
(troisième période). — **Hystérie**

Antécédents héréditaires : néant.

Antécédents personnels : la malade a fait une fièvre typhoïde à 9 ans. Réglée à 18 ans, elle l'a été toujours régulièrement, et la ménopause est survenue chez elle il y a 2 ans. Au cou, cicatrices bilatérales de ganglions bacillaires.

En 1888, la malade, femme de ménage, souleva seule une cuve de linge très lourde. Elle ressentit aussitôt dans le côté gauche une violente douleur et eut une hémoptysie abondante, qui dura trois jours. On lui a dit alors qu'elle avait une fracture des côtes. On ne sent cependant pas de cal sur aucun trajet des côtes. La malade accuse toutefois une violente douleur à la pression au niveau de la ligne axillaire, à hauteur de la huitième côte.

La malade a eu huit enfants. Deux sont morts de méningite, trois de bronchite, un accidentellement.

Depuis trois mois, la malade tousse chaque jour et crache, surtout le matin. Elle a beaucoup maigri, mais n'a jamais eu de sueurs nocturnes. Chaque jour, les crachats étaient striés de sang, et des hémorrhagies assez abondantes survenaient de temps à autre. C'est une hémoptysie plus abondante encore que les précédentes qui motiva son entrée à l'hôpital.

Poumons. Côté droit. En avant, on trouve de la submatité au sommet. Normale dans le reste du poumon.

Côté gauche : submatité également au sommet. Palpation : vibrations augmentées au sommet droit.

Auscultation. — Respiration rude aux deux sommets, expiration prolongée à gauche et soufflante à droite.

Pas de râles ni de bruits anormaux.

Pas de bronchophonie, ni de pectoriloquie aphone. En arrière. Palpation : vibrations exagérées aux deux sommets.

Percussion. Matité aux deux sommets. Normale dans le reste du poumon.

Auscultation. — Poumon, sommet gauche. Respiration rude, souffle à l'expiration, craquements. Bronchophonie. Pas de pectoriloquie aphone.

Poumon droit. Sommet. Expiration très soufflante. Sous-crépitants nombreux. Bronchophonie prononcée. Pectoriloquie aphone. Gargouillements très marqués. Murmure vésiculaire normal à la base.

Cœur : Battements rapides. Pas de souffle. Pouls. 30 pulsations.

Particularité à signaler : La malade, par les efforts fréquents qu'elle est appelée à faire pour expectorer, surtout le matin, voit apparaître sur le thorax et l'abdomen différentes taches très rouges de la grosseur d'une lentille, qu'on peut attribuer à des affections sanguines dans le derme. Il n'y en a aucune dans le derme des membres.

Dans la nuit du 2 au 3 juin, la malade a une hémoptysie. Ce sont de gros caillots. La cause occasionnelle est une vive émotion

Le 3 juin, injection de 10 centigrammes de stypticine le matin et une semblable le soir.

Le 4 juin, la malade rejette encore avec les crachats un peu de sang. Injection de 10 centigr. de stypticine; le 8 juin, quelques crachats teintés.

Le 6 juin. — Disparition presque complète du sang. Le 7 juin, la malade sort sur sa demande.

OBSERVATION III.

Hémoptysies dans l'insuffisance mitrale

Br., Marguerite, corsetière, 20 ans.

Entre le 22 février 1897 à l'hôpital de la Charité, service de M. le professeur COMBEMALE, pour des palpitations.

Antécédents héréditaires. Mère morte à 52 ans, d'affection inconnue, elle était rhumatisante.

Père vivant et bien portant. Deux frères bien portants, une sœur morte en bas âge de la diphtérie. Trois sœurs vivantes et bien portantes.

Antécédents personnels. Rougeole et angines fréquentes dans son jeune âge.

Apparition des règles à 15 ans et depuis ce temps, pas de disménorrhée.

Il y a quatre ans, la malade a eu une fluxion de

poitrine qui dura huit mois. A la suite de cette
affection, la malade eut des hémoptysies pendant
quinze jours (crachats striés de sang ou purement
sanglants.

Il y a deux ans environ, la malade devint enceinte. Grossesse et accouchement normaux. Après
l'accouchement, poussée de rhumatisme articulaire
aigu généralisé. Genoux, pieds, poignets, coudes,
épaules.

Palpitations. — Il y a six mois, à l'occasion
d'une émotion vive, la malade eut des palpitations
et une poussée rhumatismale localisée aux épaules.
En même temps, à ce que raconte la malade, les
chevilles se gonflaient vers le soir pour se trouver
de grosseur normale au réveil. Ses urines étaient
rares. Les palpitations étaient réveillées par la
moindre fatigue.

Depuis 5 mois, la malade n'a pas revu ses règles.
Celles-ci sont revenues une seule fois depuis l'accouchement. A l'auscultation du cœur on entend à la
pointe un souffle énorme, qui a son intensité au
premier temps, mais qui cependant couvre les deux
temps. — Ce souffle s'entend très bien, en remon-
tant vers la base ; mais à la base même, les deux
temps sont bien dissociés et perceptibles, quoique
soufflés.

Aux poumons, rien d'anormal.

28 février. L'état général est stationnaire. La
malade a eu quelques hémoptysies. On applique des
ventouses.

10 mars. État satisfaisant. Le souffle cardiaque existe toujours très fort à la pointe surtout.

La malade a deux hémoptysies pour lesquelles on lui fait de nouveau une application de ventouses.

9 avril 1897. La malade sort bien soulagée, les palpitations sont très effacées, et l'œdème n'est plus apparu aux malléoles depuis trois semaines.

Hémorrhagie pulmonaire dans la nuit du 25 au 26 sans cause occasionnelle.

Il y a un tiers du crachoir rempli de sang rouge absolument pur.

Injection de stypticine de 10 centigrammes le 26 mars.

Le 27, quelques stries sanglantes seulement dans le crachoir ; le même jour la malade a ses règles.

OBSERVATION IV

Hémoptysie au cours de la tuberculose pulmonaire
(2ᵉ période)

P., Alfred, 18 ans, garçon de machines, entre à l'hôpital de la Charité, service de M. le professeur Combemale, le 26 avril 1896, pour hémoptysies qui durent depuis deux jours et sont assez abondantes.

Diagnostic. — Tuberculose pulmonaire à la seconde période (respiration rude à droite en avant, respiration soufflante à gauche en avant, craquements au sommet droit en arrière). A ces signes s'ajoutent de nombreux râles sous-crépitants.

Le 27 avril, première injection de 1 cm³.

Le 28 avril l'hémorrhagie a diminué sensiblement.

Le 29 avril, l'hémorrhagie s'est encore plus atténuée. Troisième injection.

Le 30 avril, l'hémorrhagie a cessé, on suspend le traitement.

OBSERVATION V.

Hémoptysie au cours de la tuberculose pulmonaire

Deg., François, 37 ans, tisserand ; entre le 7 mars pour hémoptysie.

Son père est mort, à un âge avancé, d'une hernie étranglée, sa mère est morte hydropique. Lui-même a eu treize enfants, dont neuf sont morts en bas âge d'athrepsie ou de bronchite.

Les quatre qui restent sont bien portants ; sauf une jeune fille de 16 ans, qui est chlorotique.

A l'âge de 8 ans, il se rappelle avoir été un an environ couché avec de l'œdème des membres inférieurs et de l'ascite, à la suite de la rougeole.

Pas de syphilis, pas de blennhorrhagie. Habitudes alcooliques. Pas de tremblements. Artères athéromateuses. — Vers le mois de mars 1893, le malade a remarqué qu'il remuait moins facilement, et qu'il avait quelques douleurs dans le bas-ventre, surtout, dit-il, après avoir bu de l'alcool. La difficulté de la miction a augmenté de jour en jour, au point de ne pouvoir uriner que goutte à goutte. Devant cet état, il se décide à entrer à l'hôpital, une première fois au mois de juin 1893.

La miction étant douloureuse, non du côté du canal de l'urèthre, mais dans l'hypogastre, on introduit dans la vessie une sonde de Nélaton, et l'on retire 100 gr. environ d'une urine rouge.

L'urine ne contient pas d'albumine, l'examen par l'ammoniaque révèle la présence d'un peu de pus.

Le malade sort alors du service et passe en chirurgie.

Il rentre de nouveau le 26 avril 1896, pour des hémoptysies abondantes datant de deux jours.

Le diagnostic posé est : Tuberculose pulmonaire à la seconde période, en raison des craquements dont le sommet du poumon droit est le siège. A ces signes s'ajoutent de nombreux râles sous-crépitants, une respiration rude à droite en avant et soufflante à gauche.

Le 27 avril, il reçoit une première injection de stypticine de 10 centigrammes.

Le 28, l'hémorrhagie a diminué sensiblement. Injection de même dose.

Le 29, l'hémorrhagie s'est encore plus atténuée. Troisième injection de 10 centigrammes. Le 30, l'hémorrhagie a cessé. On suspend le traitement.

Observation VI

Hémoptysie au cours de la tuberculose pulmonaire
(2ᵉ période)

Fl., Florimond, 19 ans, garçon de magasin, entre dans le service le 20 mars 1897.

Diagnostic. Tuberculose pulmonaire, troisième période. Respiration soufflante en avant, à gauche, gargouillement en avant, à droite. Les signes sont les mêmes en arrière.

Le malade a craché le sang déjà cinq ou six fois, en crachats, mais jamais à flots.

Le 25 mars 1897, le malade craché le sang à flots vers quatre heures du matin, à la suite d'efforts de toux. On fait une injection quotidienne de 10 centigrammes de stypticine. L'hémorrhagie est moins abondante au bout de deux jours, ne s'arrête complètement qu'après la sixième injection, c'est-à-dire le 31 mars 1897.

Le malade revient le 12 avril en pleine asphyxie.

OBSERVATION VII

Hémoptysie au cours de la tuberculose pulmonaire
(2ᵉ période)

Am..., Joseph, 54 ans, journalier.

Diagnostic. Tuberculose pulmonaire datant de dix-huit mois. Seconde période et début de la troisième.

Il y a des bacilles de Koch. Souffle au sommet droit en arrière, souffle au sommet gauche en arrière, moins intense.

Le malade a déjà craché du sang sept ou huit fois, et cela durant deux ou trois jours.

Hémoptysie, le 28 mai 1897, à 5 heures du matin, à la suite d'efforts de toux.

1re injection de stypticine de 10 centigrammes le 28 au soir.

2e le 29 ; de même ;

3e le 30.

L'état, stationnaire le premier jour, s'améliore bientôt, l'hémorrhagie s'arrête le 30 au soir.

Le 31 et les jours suivants, les crachats sont simplement purulents.

CONCLUSIONS

Que la stypticine ait produit des résultats
satisfaisants dans le traitement des hémorrhagies
de la matrice, et les diverses affections de cet organe
donnant lieu à des pertes de sang considérables,
tout en distrayant celles qui relèvent directement
de la chirurgie, comme cancer, fibromes, polypes,
nous n'avons aucune raison de le révoquer en
doute, en face d'une autorité telle que celle de
Gottschalk.

M. le professeur Combemale a fait usage de ce
médicament dans certains cas d'hémoptysie, et lui
a reconnu également des propriétés hémostatiques.

La stypticine, en ce cas, agit en ralentissant la
circulation artérielle, par abaissement de la tension ;
mais cela par phénomène réflexe, la première
influence ne s'exerçant directement que sur les
poumons et les centres respiratoires. Les observations de M. le professeur Combemale ont porté
sur des cas d'hémorrhagie pulmonaire, presque
tous d'ordre tuberculeux. Eh bien, en l'espèce,
la stypticine mérite d'être prise en considération
autant, sinon mieux, que les autres hémostatiques
à l'ordre du jour.

La stypticine, en agissant sur les centres respiratoires directement, exerce sur les capillaires du poumon une action vaso-dilatatrice ; de ce fait, elle abaisse indirectement la pression et contribue ainsi à l'hémostose.

Comment se produit ce phénomène ?

On ne saurait encore trop rien préciser. La stypticine agit-elle immédiatement sur le sympathique, sur les derniers filets du pneumogastrique, il est certain que ces nerfs sont influencés, mais cette influence s'arrête d'abord aux centres respiratoires du cerveau et de la moelle.

M. COMBEMALE a expérimenté cet agent dans les cas de tuberculose à tous les degrés. Dans les deux premières catégories, l'effet a été bien appréciable. L'hémorrhagie a diminué pour cesser définitivement après plusieurs injections. On a remarqué une amélioration du côté de la dyspnée ; les œdèmes, quand il y en avait, ont disparu, et, après trois ou quatre injections, il a été rare de ne pas voir l'hémoptysie cesser.

Pour ce qui est de la troisième période de la tuberculose, quand l'état phtisique est constitué, il est fort difficile de fixer l'action de la stypticine.

Une des observations qui a trait à un cas de tuberculose très avancée laisserait cependant croire que la stypticine n'est pas sans résultat, même en cet état. Toutefois quand la désorganisation de la trame pulmonaire est poussée à un tel degré, que les vaisseaux, la réduction du parenchyme pulmonaire étant fort avancée, sont corrodés par l'envahissement des tubercules, l'anatomie pathologique nous apprend qu'il est très difficile, dans l'immense majorité des cas, d'obvier à des hémorrhagies, suites de semblables délabrements.

Il faut donc administrer la stypticine toutes les fois que les hémorrhagies pulmonaires sont graves, son effet est assuré si la tuberculose n'a pas réalisé de progrès irréparables ; son effet est assuré sur les hémorrhagies. Quand le cœur est touché par des maladies antérieures et particulières à cet organe, la stypticine devient d'un emploi précieux, puisque ce remède agit avant tout et primordialement sur le poumon, par action vaso-dilatatrice.

Ce qui n'empêche pas qu'on a le devoir de s'adresser aux autres procédés et agents, car le danger en pareil cas est si imminent qu'il serait criminel de ne pas dresser toutes ses batteries et négliger le moindre secours. Il est regrettable que sur ce point on ne possède déjà quelque agent héroïque qui résolve la difficulté comme par miracle, mais la médecine, malgré ses recherches, sera souvent, et encore pendant de longs siècles, acculée à l'impuissance souveraine de guérir.

Doses : Gottschalk administre la stypticine en injections à raison de deux centimètres cubes de la solution à 10 °/c. Dans les cas de fortes hémorrhagies menstruelles, il l'emploie quatre ou cinq jours avant le commencement des règles, à la dose de 0,025, et cela cinq fois par jour ; et pendant les règles à la dose de 0,05, quatre ou cinq fois par jour sous forme de perles de gélatine.

M. Combemale a recours de préférence aux injections : la solution étant à 10 %, il injecte de 1 à 3 centimètres cubes par jour.

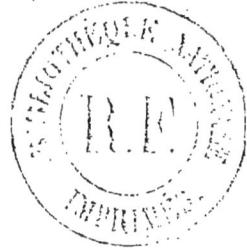

INDEX BIBLIOGRAPHIQUE

Gottschalk. — Das stypticin bei Gebaermutterblutungen Therapeutische Monatshefte. — 1895, t. IX, p. 646.

Gaertig. — Id. 1896 (p. 70). Stypticin-neues Mittel in Gynakolagischen arzneischatz.

Falk. — Cotarninum Hydrochloricum (Stypticin) Therapeutische Monatshefte. 1896, p. 28.

Gaz. méd. Liège, 1898, p. 206. De la stypticine dans les métrorrhagies.

Lille. — Imprimerie Le Bigot Frères.

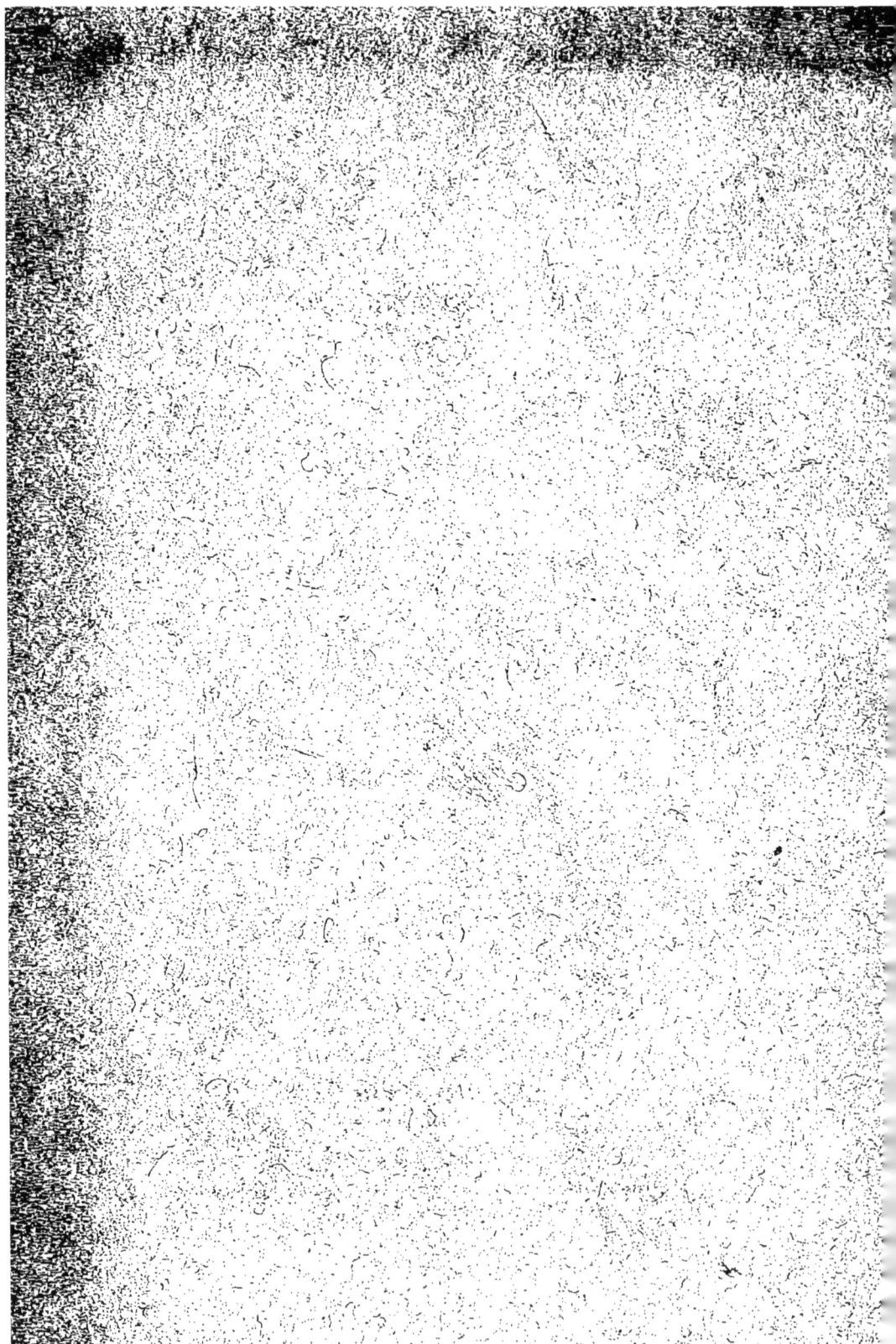

www.ingramcontent.com/pod-product-compliance
Lightning Source LLC
Chambersburg PA
CBHW050544210326
41520CB00012B/2711